DE

N° 358.

L'ENTÉRITE FOLLICULEUSE;

THÈSE.

Présentée et soutenue à la Faculté de Médecine de Paris,
le 1er décembre 1835, pour obtenir le grade de Docteur
en médecine ;

Par E. PONS, de Toulon,

Département du Var ;

Ex-Chirurgien entretenu de la marine royale.

Atque herclè magna quæstio esse potest : annon essentia-
les febres peculiarem affectionem partium aliquarum inter-
narum sequuntur.   (BAILLOU.)

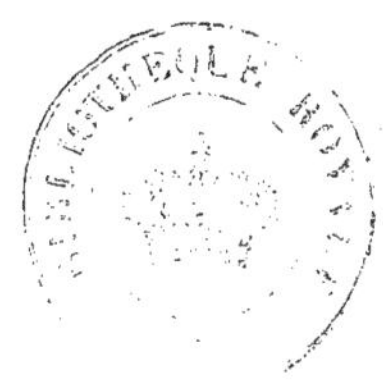

A PARIS,

DE L'IMPRIMERIE DE DIDOT LE JEUNE,

IMPRIMEUR DE LA FACULTÉ DE MÉDECINE,

rue des Maçons-Sorbonne, n° 13.

1835.

FACULTE DE MEDECINE DE PARIS.

Professeurs.

M. ORFILA, Doyen.   MM.

Anatomie.	CRUVEILHIER.
Physiologie.	BÉRARD.
Chimie médicale.	ORFILA.
Physique médicale.	PELLETAN.
Histoire naturelle médicale.	RICHARD.
Pharmacologie.	DEYEUX.
Hygiène.	DES GENETTES.
Pathologie chirurgicale.	MARJOLIN, Examinateur. GERDY.
Pathologie médicale.	DUMÈRIL. ANDRAL.
Pathologie et thérapeutique générales.	BROUSSAIS, Examinateur.
Opérations et appareils.	RICHERAND.
Thérapeutique et matière médicale.	ALIBERT.
Médecine légale.	ADELON.
Accouchemens, maladies des femmes en couches et des enfans nouveau-nés.	MOREAU.
Clinique médicale.	FOUQUIER, Suppléant. BOUILLAUD, Examinateur. CHOMEL. ROSTAN, Président.
Clinique chirurgicale.	JULES CLOQUET. . . . . ROUX. VELPEAU.
Clinique d'accouchemens.	DUBOIS (Paul).

Professeurs honoraires.

MM. DE JUSSIEU, DUBOIS.

Agrégés en exercice.

MM.	MM.
BÉRARD (Auguste).	JOBERT.
BOUCHARDAT.	LAUGIER.
BOYER (Philippe).	LESUEUR.
BROUSSAIS (Casimir).	MÉNIÈRE.
BUSSY.	MICHON, Suppléant.
DALMAS, Examinateur.	MONOD.
DANYAU, Examinateur.	RÉQUIN.
DUBOIS.	ROYER-COLLARD.
FORGET.	ROBERT.
GUÉRARD.	SANSON (Aîné).
GUILLOT.	VIDAL.

A MON PÈRE

ET

A MA MÈRE.

Leur fils reconnaissant.

A MONSIEUR LE PROFESSEUR

ROSTAN.

Hommage respectueux de l'élève à son maître.

E. PONS.

DE

L'ENTÉRITE FOLLICULEUSE.

Il est peu de maladies qui, de nos jours, aient éveillé à un plus haut point l'attention des praticiens, et amené plus de savantes discussions parmi les hommes qui sont à la tête de la science, que celle dont nous allons essayer de déterminer la nature. Certes, s'il est un sujet digne de la méditation la plus sérieuse, c'est bien celui que nous avons choisi ; s'il est un sujet difficile à exposer d'une manière claire, précise et méthodique, c'est surtout celui-là, car ce sujet touche à tous les points de la science les plus graves et les plus obscurs. Le champ de la discussion est immense en cette matière, immense sans doute plus qu'en toute autre : aussi sentons-nous profondément toute notre faiblesse et notre insuffisance devant une pareille œuvre ; le désir seul de nous instruire sur ce point intéressant de médecine théorique et pratique nous a décidé à le prendre pour sujet de thèse : la discussion est en effet le meilleur moyen d'arriver au savoir ; par elle on rectifie les idées déjà acquises, par elle on en acquiert de nouvelles.

Les anciens avaient admis une classe de maladies nommées *fièvres essentielles,* c'est-à-dire maladies générales, indépendantes de toute lésion d'organes. Le nombre des fièvres essentielles, immense d'abord,

(6)

diminua peu à peu au fur et à mesure que l'anatomie pathologique
fit des progrès ; beaucoup de maladies , générales d'abord , furent ir-
révocablement localisées par la nécropsie ; mais quelques autres résis-
tèrent à l'investigation cadavérique, et gardèrent, en dépit du scalpel ,
leur nom mystique de *fièvres essentielles.* Vainement, à différentes
époques, quelques médecins célèbres démontrèrent d'une manière
évidente l'existence de graves lésions sur des cadavres d'individus
morts de ces *fièvres essentielles.* Mais l'observation, quand elle se fait
sous l'influence d'une idée préconçue, est le plus souvent in-
fructueuse. Les faits ne sont rien dans la science, si l'on ne sait en
tirer de sages et utiles inductions : c'est ce qui arriva pour les fièvres.
Chacun sait qu'en 1764 *Sarcone* ouvrit des sujets qui avaient succombé à des fièvres graves, et décrivit de nombreuses altérations
anatomiques. *Rœderer* et *Wagler,* dans leur traité *de Morbo mucoso,*
ont signalé aussi d'une manière précise de graves désordres dans le
tube intestinal de gens morts de cette fièvre muqueuse. *J.-C. Reil,*
donnant les résultats des autopsies qu'il avait faites de sujets victimes
d'une fièvre épidémique, qu'il nomma *febris nervosa epidemica,* dé-
peignit, en 1787, des altérations dans la membrane muqueuse de
l'intestin grêle, extrêmement profondes ; mais, chose remarquable, et
qui appuie ce que je disais tantôt, *Reil* trouve dans le tube digestif
de vastes ulcérations, et non seulement il continue à appeler l'affection
dont meurent ses malades *une fièvre nerveuse,* mais encore dit-il : « Je
pense que ces solutions de continuité intestinales ne sont que de purs
effets cadavériques !... »

L'influence des préjugés, en quelque matière qu'elle s'exerce,
est telle, que même des hommes de génie ont souvent de la peine à y
échapper. Nous en avons un exemple dans l'histoire de la médecine
qui me paraît frappant : le grand *Pinel* ne put se soustraire à l'idée
généralement reçue qu'il existait réellement des maladies que l'on de-
vait nommer *fièvres essentielles.* Cet homme illustre était pourtant
convaincu que ces maladies avaient leur point de départ dans un ou
plusieurs des principaux viscères ; car, en même temps qu'il leur

donne le nom de *fièvres*, il les localise par une épithète : c'est ainsi que les *fièvres bilieuse* et *muqueuse* des anciens sont nommées par lui *fièvres méningo-gastrique* et *adéno-méningée*.

Ce que *Pinel* avait commencé dans ses immortels ouvrages fut dignement continué par ceux de M. le professeur *Broussais ;* sa polémique contre l'essentialité des fièvres a été couronnée du plus grand succès; et ce n'est pas une petite gloire pour un homme que d'avoir, comme l'a fait ce professeur célèbre, élucidé une des questions de la science les plus difficiles et les plus obscures.

Après lui, d'autres médecins du plus haut talent sont venus, par leurs travaux successifs, modifier ce que les opinions de M. *Broussais* pouvaient avoir de trop exagéré, et ajouter de nouveaux faits à ceux qu'il avait découverts. C'est ainsi que M. *Broussais* avait annoncé que toutes les fièvres graves étaient dues à une phlegmasie plus ou moins intense de la muqueuse digestive; et MM. *Boisseau, Bouillaud, Andral*, ont démontré que d'autres organes enflammés pouvaient donner lieu, comme la muqueuse digestive, aux symptômes des fièvres graves.

Quelles sont donc ces altérations que découvre la nécropsie chez les sujets qui ont succombé à cet état morbide appelé par les anciens *fièvre grave?*

Si je consulte l'excellente Clinique médicale de M. *Andral*, j'y vois la proposition suivante :

« Dans les pyrexies qui constituent les divers groupes morbides désignés sous le nom de *fièvres essentielles*, on trouve très-fréquemment, après la mort, 98 fois sur 100 environ, des altérations dans le tube digestif. »

Et plus loin celles-ci :

« 1° On trouve l'estomac sain chez un assez grand nombre d'individus qui succombent pendant le cours d'une fièvre dite essentielle, quelle qu'ait été la forme symptomatique de cette fièvre.

« 2° Les altérations qu'on trouve dans l'estomac des individus qui meurent pendant le cours de cette fièvre n'ont rien de spécial , rien qui puisse en constituer le caractère anatomique.

« 3° Ces altérations ne diffèrent pas de celles que l'on trouve sur les cadavres d'individus morts de toute autre maladie, soit aiguë, soit chronique. »

Et plus loin enfin cette autre proposition :

« Chez le plus grand nombre des individus qui succombent à l'un ou à l'autre des groupes morbides appelés *fièvres essentielles*, l'intestin grêle présente une lésion spéciale qu'on ne trouve à peu près exclusivement , à son état aigu , que dans ces fièvres , et qui consiste dans la tuméfaction inflammatoire des follicules intestinaux. De cette tuméfaction résulte un exanthème qui occupe la fin de l'iléum. »

Or, c'est cette lésion spéciale , c'est cet exanthème de l'intestin grêle qui a donné lieu à de si vives et si nombreuses discussions.

C'est à MM. *Petit* et *Serres* qu'appartient la gloire d'avoir les premiers décrit d'une manière minutieuse et complète cette importante altération anatomique. Leur ouvrage , qui parut en 1813, fit connaître exactement pour la première fois l'altération que laissent le plus souvent après elles les fièvres improprement nommées *essentielles*. Mais ce qui a vraiment droit d'étonner , c'est qu'au moment où ces deux judicieux observateurs venaient ainsi de fixer à jamais le siége si long-temps inconnu de ces fièvres , bien loin de saisir le rapport évident qui existe entre les phénomènes morbides désignés par les anciens sous les noms de *fièvres bilieuse , muqueuse , adynamique , ataxique ,* et la lésion de l'intestin grêle par eux si bien décrite , ils créèrent une nouvelle fièvre , dont l'exanthème folliculeux était l'altération cadavérique , et cette fièvre fut nommée par ces auteurs *entéro-mésentérique*. Vinrent ensuite les fameux travaux de M. *Broussais* sur la gastro-entérite; mais je crois que ce dernier n'insista pas suffisamment sur la lésion des follicules intestinaux comme sur la lésion spéciale des *fièvres graves*. Dire que les fièvres essentielles dépendent d'une *gastro-entérite* n'est pas dire vrai ; car les altérations que présente l'estomac à la suite de ces maladies ne diffèrent pas , le plus souvent, de celles qu'on y trouve à la suite de toute autre affection, et manquent d'ailleurs fréquemment. Depuis M. *Broussais,* beaucoup d'autres ont décrit de nouveau, et avec le plus grand soin, l'altération des follicules. Les travaux les plus importans publiés sur cette matière sont ceux de MM. *Bouillaud, Andral, Louis* et *Bretonneau;* ces différens auteurs ont démontré, de façon à rendre ce point de doctrine désormais incontestable, que les fièvres graves des anciens laissent, dans l'immense majorité des cas, pour lésion anatomique, l'altération des glandes de *Peyer* et de *Brunner.* Tous sont d'accord sur ce point; mais tous ne le sont pas sur le rôle que joue cette altération dans la prodution des symptômes, en même temps que sur sa nature. Est-elle, en effet, le résultat d'une simple et franche inflammation de la muqueuse digestive, ou est-elle due à une phlegmasie de nature spécifique? Cette altération est-elle le point de départ de tous les symptômes, ou leur est-elle consécutive? n'est-elle qu'un élément de la maladie, ou la maladie tout entière? Nous reviendrons plus tard sur ces graves questions.

Ainsi donc toutes les maladies que les anciens avaient appelées *fièvres essentielles* se résument en une seule maladie, qui est l'inflammation des follicules isolés et agminés de l'intestin grêle. Cette inflammation a reçu différens noms : il est facile de voir que chacun de ces noms a été dicté par l'idée que chaque pathologiste s'est faite de la nature de la maladie. MM. *Petit* et *Serres* l'avaient nommée *fièvre entéro-mésentérique;* après eux, M. *Louis* l'a nommée *affection typhoïde :* c'est aussi le nom que lui donne M. *Rostan.* MM. *Bouillaud* et *Piorry* l'appellent *entérite typhoïde;* M. *Cruveilhier, entérite folliculeuse;* M. *Bretonneau* l'a désignée sous le nom de *dothinentérie,* mot formé de deux mots grecs, *ϑοϑην* et *εντερον, pustule* et *intestin.* Pour ce médecin, la maladie qui nous occupe est une fièvre éruptive interne. M. *Andral,* qui avait décrit, dans la première édition de sa Clinique médicale, l'altération des glandes de *Peyer* et de *Brunner* dans le volume consacré aux fièvres, a renoncé, dans l'édition suivante, au mot *fièvres,* et a placé la maladie avec lésion des follicules intestinaux parmi celles du tube digestif : il l'a nommée *exanthème intestinal*, n'ayant égard qu'à son élément anatomique.

Pour nous, nous donnerons la préférence, parmi ces diverses dénominations, à celle d'*entérite folliculeuse*; nous avons choisi le mot *entérite*, vu que l'inflammation de l'intestin est évidente, de quelque nature qu'elle soit, simple ou spécifique. Nous nous servirons aussi du nom d'*entérite typhoïde*, bien que l'épithète *folliculeuse* nous paraisse plus convenable, en ce sens qu'elle localise très-bien cette inflammation de la muqueuse digestive qui se porte tout entière sur les follicules et se concentre sur eux; et en ce sens aussi que le mot *typhoïde*, parfaitement juste dans une foule de cas, ne l'est pas dans d'autres, la maladie dont nous parlons pouvant exister sans phénomènes *typhoïdes*. Nous n'emploierons pas la dénomination d'*affection typhoïde*, qui nous paraît par trop vague, ne déterminant en aucune façon l'élément local de la maladie.

Notre but, dans cette thèse, est donc maintenant d'examiner :

1° Si l'entérite folliculeuse reconnaît pour point de départ de tous ses symptômes l'altération que la nécropsie nous montre dans l'intestin grêle; ou si, au contraire, cette altération n'est qu'un effet, qu'un élément secondaire de la maladie, celle-ci provenant d'une cause qui a primitivement infecté toute l'économie ou réveillé en elle une vive réaction; si, en un mot, l'inflammation des glandes de *Peyer* et de *Brunner* doit être rangée parmi les phlegmasies ou parmi les affections miasmatiques ou éruptives.

2° En supposant que ce soit une phlegmasie, si elle est simple ou spécifique, ou, en d'autres termes, si l'élément local de la phlegmasie suffit pour expliquer son élément général.

Pour pouvoir répondre à ces deux questions, il nous faut d'abord jeter un coup d'œil rapide sur les symptômes et sur les altérations anatomiques de l'entérite folliculeuse.

SYMPTOMES.

Notre intention n'étant pas ici de donner un tableau complet de la marche de cette affection, mais bien de choisir parmi ses signes de quoi nous éclairer pour résoudre les questions que nous nous sommes proposées, nous ne parlerons que des symptômes qui nous paraissent constituer réellement la maladie, et nous les diviserons en *symptômes locaux* et en *symptômes généraux*.

Mais avant, disons quelques mots des prodromes : quelquefois ils manquent, et quand ils existent ils ne diffèrent pas souvent d'une manière sensible de ceux qui précèdent l'arrivée de toute autre phlegmasie aiguë. Ainsi, l'on voit survenir de la lassitude, de l'inappétence, des étourdissemens plus ou moins forts ; il y a brisement des membres, sentiment de grande fatigue ; des douleurs vagues se font sentir quelquefois dans les environs des grandes articulations, au point de faire croire à un rhumatisme articulaire. Ces différens prodromes n'indiquent en aucune façon positivement que la maladie qui va se déclarer sera une entérite folliculeuse ; mais lorsqu'à eux se joint la présence d'une diarrhée plus ou moins abondante, on peut soupçonner davantage la venue de cette affection. Au reste, ces phénomènes précurseurs peuvent durer depuis trois jours jusqu'à dix et quinze, sans réaction fébrile ; cependant ce début n'est pas le plus commun ; le plus souvent, au contraire, l'entérite typhoïde débute brusquement par un frisson, de la céphalalgie, de la courbature ; du dévoiement se manifeste ; parfois, mais rarement, il y a constipation ; la réaction fébrile s'établit, et dès ce moment la maladie est en marche. Il faut d'ailleurs remarquer que lors même qu'ont existé des prodromes, il y a toujours un moment d'invasion bien marqué, soit par le frisson, soit par l'inappétence, qui arrive subitement, soit par une céphalalgie plus forte, soit par l'apparition instantanée de la diarrhée. *Le malade* (comme dit M. *Littré* dans son article sur la Dothiénentérie du Dictionnaire des Sciences médicales) *ne tombe pas peu à peu dans la maladie ; celle-ci ne s'établit pas d'une manière graduelle ;* aussi, ajoute cet auteur, c'est ce qui me porte à croire que les symptômes précurseurs ne doivent être considérés que comme des circonstances qui ne sont pas essentiellement liées à la maladie elle-même. Je ne partage nullement cette idée ; je constate le fait comme important à noter ; et, comme je le dirai plus tard, il est un des motifs qui m'ont conduit à avoir une opinion autre que celle de M. *Littré* sur la nature de l'entérite typhoïde. Je le signale en outre comme un moyen efficace de diagnostic ; il pourra empêcher de croire à l'existence de la grave affection qui nous occupe, lorsqu'il n'existe réellement qu'un *embarras gastrique.* Quant aux prodromes, nous devons dire, avant d'en finir avec eux, que si nous les avons distingués des signes généraux que nous décrirons plus tard, c'est que ces prodromes, communs à toute maladie aiguë, ne font point véritablement partie de cette même maladie. Ils en marquent le début, mais ils n'en sont point un des élémens constitutifs. Le mal n'existe pas encore quand apparaissent les phénomènes précurseurs ; l'innervation a subi un trouble profond ; ce trouble va bientôt se localiser ; mais tant qu'un organe n'aura pas été choisi pour victime, la maladie n'existera pas. Toute affection grave étant toujours plus ou moins précédée de signes généraux, il s'ensuit que l'on pourrait avec juste raison retourner la proposition suivante, émise par M. *Boisseau* dans sa *Pyrétologie physiologique : Toute maladie est primitivement locale,* en celle-ci : *Toute maladie est primitivement générale.*

SYMPTÔMES LOCAUX. Mais passons à l'énoncé des symptômes *locaux.* Le malade, après avoir ressenti de la céphalalgie, un frisson, de la chaleur (quelquefois le frisson manque), présente les symptômes suivans du côté du tube digestif.

État de la langue. La langue ne présente d'abord que de légères altérations. Dans le commencement, elle est celle d'un simple embarras gastrique ; mais ensuite, au fur et à mesure que le mal fait des progrès, la langue perd cet aspect; elle se sèche peu à peu, quelquefois très-lentement; elle devient de plus en plus rouge, et change ensuite de couleur : elle passe ainsi successivement du rouge au brun, et du brun au noir. Tantôt cette apparence fuligineuse est due à de la mucosité desséchée, tantôt à une exhalation sanguine. Il est des cas où la langue est pâle et couverte de croûtes noires; d'autres fois elle est semblable à de la *crème brûlée*. Ces derniers états de la langue peuvent du reste ne pas exister; quand ils existent, ils se lient presque constamment à d'autres symptômes généraux très-graves, que nous citerons plus tard. Mais ce sur quoi nous insistons ici, c'est que, dans le début de l'entérite folliculeuse, l'état de la langue est absolument celui que les anciens avaient donné comme caractéristique de la *fièvre bilieuse* et de la *fièvre muqueuse* ; or, bien évidemment ces deux fièvres ne sont autre chose que l'entérite typhoïde, lorsqu'elles sont assez graves pour donner la mort. Les anciens disaient que la fièvre *adynamique* venait se joindre à la fièvre bilieuse ou à la muqueuse, lorsque l'une des deux se terminait fatalement ; or, l'adynamie étant presque toujours liée à l'entérite des follicules, il s'ensuit que si elle n'est qu'une période plus avancée de cette entérite, la période qui l'a précédée a été bien évidemment la première de la maladie ; ou, en d'autres termes, la fièvre bilieuse ou muqueuse n'a été qu'un premier degré d'une affection dont la fièvre adynamique a été le second degré. L'entérite folliculeuse présente donc souvent, à son début, des symptômes locaux semblables à ceux de l'embarras *gastrique* ou *intestinal*. La fièvre *bilieuse* et la *muqueuse* pourront par conséquent être considérées sous deux points de vue différens : tantôt comme premiers degrés de l'entérite des follicules, tantôt comme deux états idiopathiques, qui sont l'*embarras gastrique* et l'*embarras intestinal*. Du reste, quand je dis *états idiopathiques*, je ne veux en aucune façon tracer une ligne de démarcation infranchissable entre ces divers états morbides ; je crois, au contraire, qu'il advient souvent qu'un *simple embarras intestinal*, négligé ou exaspéré, se convertit en entérite typhoïde. Mais continuons l'examen des symptômes fournis par le tube digestif;

nous verrons toujours plusieurs de ces signes identiques avec ceux de la seconde et de la troisième fièvre de *Pinel.*

L'état du reste de la bouche correspond à celui de la langue : ainsi l'on voit la muqueuse buccale passer successivement d'un rouge clair à un rouge intense, et, se séchant au fur et à mesure, offrir bientôt cette même coloration noirâtre ou grisâtre de la langue. Les lèvres sont aussi plus ou moins rouges ; elles sont en outre, dès le début, souvent desséchées et croûteuses, quelquefois jaunes ou jaune verdâtre. Le goût est d'abord fade, pâteux ou amer ; soif, chez les uns très-vive, chez les autres très-peu prononcée ; *appétit* ordinairement nul dès le premier jour. L'anorexie persiste d'ailleurs pendant tout le cours de la maladie. Les *nausées* et les *vomissemens* ne sont pas des phénomènes constans.

Douleur. Elle est quelquefois nulle, d'autres fois elle existe, mais elle n'est jamais cependant bien forte. Quand elle existe, elle occupe ou l'épigastre, ou les environs de l'ombilic, ou la région iléo-cœcale, et souvent tous ces différens lieux à la fois. Il y a quelquefois *douleur à l'hypogastre,* due à la distension de la vessie. Il peut apparaître aussi, quoique rarement, une douleur due à la participation de quelques points du péritoine à l'inflammation de la muqueuse. Lorsqu'on palpe l'abdomen, du gargouillement se fait entendre ; en le percutant à la région iléo-cœcale, on perçoit un bruit particulier, dû à un mélange de gaz et de liquides. Un autre symptôme presque constant dans l'entérite folliculeuse, c'est le météorisme, qui peut être considérable, et qui, lié alors à un état général très-grave, constitue un signe de fort mauvais augure, ou qui est seulement reconnu par la percussion, le ventre n'ayant pas changé de forme.

Selles. Il y a quelquefois constipation, mais elle ne tarde pas le plus souvent à être remplacée par la diarrhée. Celle-ci apparaît presque toujours dès le début, parfois avant, et alors elle a été un prodrome. Les selles varient d'ailleurs en nombre, par rapport à leur nature ; elles sortent volontairement ou involontairement : ce dernier cas est fort grave ; elles renferment quelquefois des vers. Le plus souvent rendues sans douleur, elles peuvent déterminer quelques coliques, et plus ou moins de chaleur au fondement.

Hémorrhagies intestinales. Elles peuvent être placées au rang des symptômes qui caractérisent le mieux l'entérite folliculeuse ; elles sont plus ou moins copieuses, et sont ordinairement accompagnées de grande faiblesse et de phénomènes nerveux parfois très-alarmans. Elles constituent toujours de fâcheux symptômes. Le sang peut aussi rester à l'intérieur des intestins, et souvent à l'autopsie on reconnaît la cause d'une mort soudaine si l'hémorrhagie intérieure a été abondante.

Voilà quels sont, vus en masse, les symptômes locaux de l'entérite typhoïde ; c'est là l'axe de la maladie. De cet axe nous allons voir partir une foule de rayons dont l'ensemble constituera l'élément général de l'affection qui nous occupe. En étudiant chaque symptôme sur le malade, on le voit correspondant, dans le début, sous une certaine forme, à un état général peu grave qui ne fait que de commencer ; et, plus tard, on le voit, changeant d'aspect, correspondre à un état général extrêmement grave et alarmant. Or, il est bien clair que si, au début de la maladie, chaque symptôme local a contribué pour sa part au développement des sympathies, il est venu un moment où celles-ci, puissamment mises en jeu, ont pris le dessus, ont commandé à l'état local, et ont fait changer d'aspect et de forme tous les symptômes que ce dernier faisait naître. Ceci est pour nous chose peu contestable. Voyons maintenant l'élément général de l'entérite typhoïde.

Il se compose de la réaction des deux grands arbres de l'entrelacement desquels résulte la vie, de l'arbre circulatoire et de l'arbre nerveux.

Symptômes généraux. — *Système circulatoire.* Le pouls ne présente rien de bien constant, si ce n'est sa fréquence; or, cette grande fréquence du pouls, au début de la maladie, lorsqu'il n'existe encore aucun autre signe bien alarmant, est un moyen précieux de diagnostic, et sous ce rapport on ne saurait trop le remarquer. Le pouls acquiert de suite de 95 à 100, 120 pulsations. M. *Rostan* nous a souvent signalé, au lit du malade, ce symptôme de l'entérite folliculeuse; et bien souvent, dans ses savantes leçons, il y a rappelé notre attention. Quant à la force du pouls, elle est variable; ce dernier est néanmoins ordinairement fort au début, et il n'est pas rare de lui voir conserver cette force pendant toute la durée du mal : il est rarement irrégulier.

La température de la peau est constamment élevée dans les cas graves; dans les cas moins graves, elle n'est élevée que le soir. On observe peu de frissons dans cette maladie; quelquefois néanmoins il en apparaît d'intermittens durant son cours.

A quelle époque de l'affection survient la fièvre? Nous venons de dire que dès le début le pouls est fort et fréquent; mais ici nous demandons à quelle époque elle survient, par rapport aux prodromes. Or, il peut advenir que le tube digestif ait déjà donné des signes de souffrance, sans que pour cela il y ait réaction fébrile; ce sont les cas où les prodromes ont ressemblé à un embarras gastrique ou intestinal. D'autres fois, ces phénomènes précurseurs ont exprimé un trouble plus ou moins profond de l'innervation, et la fièvre n'a paru que quelques jours après; d'autres fois enfin, elle arrive sans qu'il y ait eu auparavant aucun signe; et dans ces cas, où l'invasion est brusque et marquée par la subite apparition de la fièvre, il advient parfois que celle-ci constitue le seul signe morbide, conjointement avec l'anorexie; il faut alors porter la plus sévère attention sur le tube digestif, pour pouvoir reconnaître la maladie. Bien plus, un individu porteur d'une entérite typhoïde peut succomber n'ayant offert que les symptômes d'une fièvre ardente.

Cette fréquence du pouls, qui se manifeste constamment dans l'inflammation folliculeuse, a pour caractère bien évident de se pro-

longer plus long-temps que dans une entérite sans lésion des follicules.

Sang. Le caillot du sang tiré de la veine est diffluent, et se dis-
sout facilement ; il est le plus souvent sans couenne ; elle peut cependant exister, mais elle est alors mince, verdâtre, comme une pelli-
cule ; très-rarement elle est dense et épaisse. Dans quelques cas, le
sang tiré de la veine a été trouvé réellement altéré dans ses propriétés
physiques. Le sang que l'on obtient par les ventouses est également
dénué de consistance.

Système nerveux. Dans toute entérite folliculeuse, il y a toujours
lésion des centres nerveux ; ces lésions peuvent porter sur l'une plutôt
que sur l'autre des trois grandes fonctions dévolues à ces centres, et
bien souvent elles portent sur toutes les trois avec une intensité à peu
près pareille.

Sensibilité. — Céphalalgie. Ceux qui n'en sont point atteints dès le
début l'ont ordinairement plus tard. Ce mal de tête occupe surtout
le devant du front. Il est quelquefois tellement intense, qu'il peut
induire en erreur et faire croire à une méningite. Il disparaît vers
la fin du premier septénaire, probablement parce que la sensibilité
générale s'émousse.

Désordres des sens. — Vue. Éblouissemens, hallucinations, quelquefois diminution sensible de la vue ; très-rarement perte totale de
ce sens.

Ouïe. Sa diminution est fréquente ; quelquefois surdité complète.
Ce symptôme précède souvent l'apparition des phénomènes céré-
braux.

Goût. Il est quelquefois aboli.

3

Odorat. Les narines se sèchent aussitôt que la prostration se manifeste à un haut degré : on n'a rien noté d'ailleurs de particulier sur le trouble de cette fonction. C'est ici le lieu de dire quelques mots des hémorrhagies qui se font si souvent par les narines dans l'entérite typhoïde , soit avant , soit durant son cours. Elles sont parfois très-abondantes, parfois modérées ; parfois enfin, le sang ne fait que mouiller le bord des narines et s'y dessécher. Je crois que les épistaxis ne se montrent aussi fréquentes que dans la maladie dont nous parlons. Lorsqu'elles ont lieu en même temps que la prostration est grande , elles sont de mauvais augure.

Peau. Sa sensibilité est quelquefois exagérée , quelquefois diminuée ; la peau est en outre , dans cette affection, le siége de diverses éruptions , qui sont ou des *exanthèmes,* ou des *papules,* ou des *vésicules.* Nous dirons seulement ici que ces papules ont été improprement nommées par quelques médecins *pétéchies :* ce nom doit être réservé aux ecchymoses, plus ou moins grandes, qui se font sur la peau de gens affectés d'un *typhus.* M. *Petit* les a nommées *taches rosées lenticulaires.* Plusieurs auteurs disent qu'elles sont un signe très-important ; pour moi, je crois, qu'elles ne doivent influencer le diagnostic et le pronostic que lorsqu'elles sont nombreuses, confluentes, ou bien , ce qui est rare, qu'elles prennent une teinte brune et même noirâtre. Elles ne se montrent pas avant le sixième jour, et rarement au-delà du trentième. Leur siége le plus habituel est l'abdomen et le thorax. Quant aux vésicules nommées *sudamina,* je ne les crois pas spéciales à l'entérite folliculeuse. La peau se *gangrène* facilement durant le cours de cette maladie, et ce phénomène est certainement plus fréquent dans l'entérite typhoïde que dans toute autre phlegmasie. La gangrène peut être *spontanée,* mais c'est fort rare ; le plus souvent elle frappe des points de la peau soumis à une compression, ou des points de la surface cutanée qui ont subi une irritation antécédente, comme la surface des vésicatoires. La peau s'ulcère aussi avec plus ou moins de facilité, dans ces mêmes endroits où l'on a posé des *vésicans ; les piqûres de sangsues* donnent surtout lieu à ces ulcérations. Dans les *typhus*, la peau se gangrène et s'ulcère très-souvent ; c'est dire que ces épiphénomènes surviennent à une période de la maladie coïncidant avec un état adynamique très-prononcé, qu'ils augmentent encore par leur venue, formant de nouveaux foyers d'infection. Du reste, il ne faut pas oublier de différencier certaines gangrènes de certaines autres, sous le rapport de la gravité du pronostic. Je ne sais même pas si l'on ne peut pas dire que la gangrène des vésicatoires favorise la guérison. J'ai, pour appuyer cette opinion, l'autorité de M. le professeur *Rostan*.

Considérée comme organe sécréteur, la peau dans l'entérite typhoïde est ordinairement d'une sécheresse âcre et mordicante. Il y a quelquefois des sueurs intermittentes, irrégulières ou périodiques.

Motilité. Le plus souvent difficulté extrême de communiquer aux muscles des mouvemens même légers : cet affaissement musculaire général est certes un des traits caractéristiques de l'entérite folliculeuse, car il ne s'observe jamais au début de l'entérite sans lésion des follicules, à moins que cette dernière ne soit fort intense (et notons en passant qu'il y a fort peu d'entérites intenses sans lésion des follicules), ou bien à moins qu'elle ne soit produite par un empoisonnement. Cet affaissement ne fait qu'augmenter tant que la maladie fait des progrès ; décubitus dorsal ; en un mot, *adynamie* dans toute la force du terme.

Mouvemens convulsifs. Il ne sont jamais généraux.

Soubresauts des tendons. — Carphologie. — Tremblemens. Ce dernier signe est toujours lié à un état de prostration très-grand : quelquefois désordres dans les muscles de la langue, du pharynx, du larynx, et dans les muscles respirateurs, ainsi que dans ceux de la vessie.

Intelligence. Elle est peu troublée au début de la maladie ; cependant ici, plus que dans toute autre affection, les individus présentent de l'abattement, de la tristesse, de l'inaptitude aux travaux intellectuels ; air de stupeur et de découragement. Il est des cas où ces derniers signes persistent seuls pendant toute la durée du mal ; mais dans d'autres cas on voit bientôt arriver le délire : celui-ci est d'abord fugace ; le malade délire ensuite pendant la nuit, et son intelligence revient le matin très – lucide. Parfois le *délire* succède à un grand abattement, d'autres fois à une violente excitation ; il ne devient ordinairement complet qu'après douze ou quinze jours de maladie ; quelquefois, il est vrai, beaucoup plus tôt, puisqu'on l'a vu marquer l'invasion de l'entérite ; d'autres fois plus tard. Il est ou accompagné de *coma,* ou, au contraire, d'une effrayante surexcitation, ou enfin d'un mélange de force et de faiblesse.

ALTÉRATIONS ANATOMIQUES.

Quelles sont maintenant les altérations anatomiques que laisse après elle l'entérite typhoïde ? Si nous voulions ici les décrire en détail, nous aurions à dépasser de beaucoup les bornes d'une simple dissertation ; nous nous contenterons, par conséquent, de les énoncer rapidement.

1° Dans le pharynx, dans l'œsophage et dans l'estomac, on ne trouve rien de constant, rien de spécial, rien qui appartienne en propre à la maladie dont nous traitons.

2° C'est dans l'intestin grêle que réside l'altération anatomique fondamentale de l'entérite folliculeuse : or, cette altération existe vers la fin de l'iléum surtout, et à la valvule iléo-cœcale ; elle consiste dans la tuméfaction inflammatoire des glandes de *Peyer* et de *Brunner,* lesquelles, tuméfiées, ou se résolvent, ou passent à l'état d'ulcération ; presque constamment à l'altération des follicules se joint celle des ganglions mésentériques correspondans.

3° Dans le *gros intestin* existe souvent aussi un développement insolite des follicules, d'où résulte une éruption qui, dans le cœcum, peut se présenter sous forme de *plaques* pareilles à celles de l'iléum, mais qui, dans le reste du gros intestin, ne paraît jamais que sous forme de pustules ou boutons isolés. On y trouve aussi des ulcérations.

4° Pour ce qui concerne les altérations du *système circulatoire*, elles n'ont rien de spécial; et même celles que l'on a rencontrées, telles que ramollissement du cœur, rougeur de sa membrane interne et de celle des vaisseaux, friabilité de cette même membrane, etc., sont bien souvent des altérations fort douteuses. Quant aux altérations du sang, il est des cas où ce liquide a été trouvé réellement malade, et, dans d'autres cas plus nombreux, avec son aspect normal; bien plus, ces altérations ont été trouvées dans d'autres maladies. La chimie n'a rien appris de nouveau sur les lésions du sang dans l'entérite folliculeuse. Ajoutons ici que la rate, considérée comme une dépendance du système sanguin, est toujours plus ou moins augmentée de volume, et plus ou moins ramollie et friable.

5° Pour ce qui est des altérations du *système nerveux*, la nécropsie n'a rien découvert qui puisse rendre compte, dans l'immense majorité des cas, des graves symptômes que ce système offre pendant la vie; ses lésions sont donc fort légères, n'apparaissent pas d'une manière constante, et ne diffèrent en rien de celles que l'on y découvre après toute autre maladie.

Avant de finir ce qui a trait aux *caractères anatomiques*, notons que quelquefois on trouve des épanchemens de sang,

1° Dans le tissu cellulaire;

2° Dans la plèvre, le péricarde, le péritoine : ils existent sans que le tissu d'où le sang provient offre la moindre altération, et on ne peut en aucune façon les rapporter à un travail inflammatoire.

NATURE DE LA MALADIE.

Voilà donc les traces matérielles de la maladie dont nous avons esquissé le tableau. Peut-on considérer ces lésions comme la cause des symptômes graves que nous avons cités plus haut? ou faut-il placer la cause de ces mêmes symptômes autre part qu'en des altérations qui ne seront alors, à leur tour, que des effets de la maladie? Pour répondre à cette question, il nous faut d'abord résoudre ces deux-ci :

1° L'altération des glandes de l'intestin grêle coïncide-t-elle avec l'apparition des symptômes ?

2° La gravité des symptômes est-elle expliquée par la gravité des lésions anatomiques ?

Réponse à la première question. Nous avons dit, en parlant des prodromes de l'entérite typhoïde, que ce qui les caractérisait était un groupe de phénomènes indiquant d'une manière bien évidente que l'innervation était profondément atteinte et lésée ; du reste, avons-nous ajouté, toute phlegmasie intense est précédée de phénomènes généraux précurseurs, qui annoncent un ébranlement plus ou moins violent de toute l'économie. Ainsi donc les prodromes sont communs à l'entérite typhoïde, comme à toute inflammation grave qui va se développer dans un des principaux viscères ; mais nous avons noté aussi que le plus souvent le moment proprement dit d'invasion était fortement prononcé, que des signes généraux ou locaux précurseurs aient apparu ou non. Or, ce moment d'invasion, toujours brusque, de l'entérite typhoïde, annonce, selon moi, le moment d'invasion des follicules ; lorsque ceux-ci sont atteints, la maladie est caractérisée, la *fièvre muqueuse* des anciens existe, et va bientôt être remplacée par la *fièvre adynamique.* Par suite d'une mystérieuse connexion entre les follicules intestinaux et le système nerveux, toute l'économie est de suite atteinte : de là, prostration, affaissement, vive réaction fébrile, en un mot, tout l'élément général de la maladie qui vient en quelque sorte masquer la lésion qui est son élément local.

Les prodromes de l'entérite folliculeuse n'ont donc rien qui me paraisse spécial; et en outre il me semble que si ces prodromes annonçaient l'invasion d'une affection générale, d'une *fièvre éruptive interne*, par exemple, celle-ci, acquérant peu à peu sa gravité, ne déterminerait pas ce mouvement subit, par lequel toute l'économie est soudain terrassée, mouvement qui ne peut s'expliquer que par la lésion soudaine d'un organe important.

Mais d'ailleurs sur quelle preuve solide baser cette opinion, qui fait consister l'entérite folliculeuse dans une fièvre éruptive? Dans une fièvre éruptive, en effet, vous avez deux ou trois jours où les seuls symptômes que vous observiez sont la fréquence du pouls, la chaleur, la sueur, en un mot, tous les signes d'une vive réaction fébrile, sans qu'un point de l'économie paraisse spécialement lésé : or, c'est ce qui n'a pas lieu le plus souvent dans l'entérite typhoïde. Ici, aussitôt que la fièvre s'allume, les symptômes locaux sont évidens, dans la majorité des cas, et vous avez toujours, à défaut de tous ces symptômes réunis, un ou deux phénomènes capables de vous indiquer que le point de départ est dans l'abdomen. Dans quelques cas, il est vrai, cette entérite ne présente absolument à son début que les phénomènes de la fièvre inflammatoire simple idiopathique, sans signes bien marqués du côté du ventre; mais ne sait-on pas qu'une foule de phlegmasies, autres que celles dont nous parlons, débutent souvent aussi d'une manière tout à fait analogue? Dans une pneumonie, par exemple, vous n'observerez quelquefois pour tout symptôme extérieur que la fièvre; si vous auscultez, vous reconnaîtrez la maladie du poumon. En outre, il est des cas où les prodromes de l'entérite folliculeuse consistent en un véritable embarras gastrique ou intestinal, c'est-à-dire dans un état d'irritation des voies digestives : or, dans ces cas, on ne peut se refuser à admettre une connexion entre ce premier degré d'irritation intestinale et l'entérite typhoïde, qui en est le plus haut degré. Il serait donc bien singulier qu'une variole interne, maladie tout à fait distincte des phlegmasies de l'intestin, vînt à revêtir à son début une forme évidemment due à une irritation du tube digestif. Enfin, une con-

dition essentielle manque pour résoudre cette question. Pour savo...
si l'entérite des follicules est une variole interne, il faudrait avoir
fait des ouvertures d'individus morts le premier, le deuxième ou le
troisième jour de la maladie : or, c'est ce qui n'est pas jusqu'à présent ; les ouvertures les plus rapprochées du début que l'on ait
faites ont eu lieu le cinquième jour, et à cette époque les glandes ont
été trouvées malades. En outre, j'ai ouï dire à M. *Andral,* dans une
de ses savantes leçons à la Faculté : « M. *Bretonneau* a décrit très-
exactement le développement de l'inflammation folliculeuse jour par
jour ; mais l'examen des faits ne permet pas de croire qu'il y ait dans
le développement de l'affection intestinale la même harmonie que
dans celui d'un exanthème cutané. » D'après ces diverses considéra-
tions, nous ne pensons donc pas que l'entérite typhoïde puisse être
rangée parmi les fièvres éruptives ; la rangerons-nous plutôt parmi
les *typhus,* parmi les *affections miasmatiques ?*

Mais qui nous portera à admettre cette opinion ? sera-ce l'étude des
causes ? Non, sans doute, car pour quelques cas où il est bien prouvé
qu'un individu a habité un lieu malsain et infecté, il en est un aussi
grand nombre, pour ne pas dire plus grand, où cette cause n'a pas
agi. Sera-ce la marche de la maladie ? Dans les typhus, il est vrai,
comme dans l'entérite folliculeuse, l'invasion est brusque, rapide,
bien caractérisée, mais la ressemblance du début ne suffit pas ; la
marche ultérieure du mal est bien différente dans l'une et dans
l'autre. Un *typhus,* un empoisonnement miasmatique tue en quelques heures, ou en quatre ou cinq jours au plus : or, il n'en est
jamais ainsi de l'entérite des follicules.

Invoquera-t-on, pour dire que cette dernière maladie est un *typhus,*
l'altération du sang ? A ceci je répondrai que :

1° Les altérations réelles du sang dans l'entérite typhoïde sont fort
rares ; le plus souvent le sang extrait de la veine forme un caillot diffluent, sans couenne ; mais est-ce là une altération capable de faire
croire à l'existence d'un poison dans le torrent circulatoire ? N'est-ce
pas là plutôt une conséquence du trouble profond de l'innervation ?

2° Lorsqu'on trouve de réelles altérations du sang, ce n'est qu'à une époque avancée de la maladie, à laquelle on peut raisonnablement supposer une infection consécutive de ce liquide. C'est une hypothèse, mais elle est probable.

Que reste-t-il donc à faire valoir pour soutenir que l'entérite grave est une affection miasmatique? Sont-ce ces épanchemens sanguins que l'on trouve dans le tissu cellulaire et les séreuses, comme on en voit dans les typhus et comme on en détermine chez des animaux au moyen d'injections putrides? Mais ici encore ces phénomènes s'expliquent par l'infection consécutive.

Quant aux *taches rosées* et à la facilité avec laquelle la peau se gangrène, ce sont deux épiphénomènes qui me paraissent surtout liés à l'état du système nerveux.

Quelquefois, durant le cours d'une entérite folliculeuse, et plus souvent vers sa fin, apparaissent des tumeurs inflammatoires aux régions des parotides, comme il advient souvent dans le cours d'un *typhus*. Serait-ce une raison suffisante pour faire croire à l'identité de ces deux maladies? Je ne le pense pas.

On a dit enfin que des matières putrides injectées dans le sang produisaient l'altération anatomique de l'entérite typhoïde : mais ne s'est-on pas mépris sur le développement des follicules chez les animaux, qui ont ordinairement les *glandes agminées* d'un très-gros volume, et cela normalement? Il y a, du reste, là-dessus de nouvelles et intéressantes recherches à faire ; en attendant nous ne rangerons pas la maladie qui nous occupe au rang des typhus ; rien ne prouve jusqu'à présent que ce soit là sa place.

Ne considérant donc l'entérite folliculeuse ni comme une *fièvre éruptive,* ni comme une *fièvre miasmatique,* nous dirons, pour répondre à la première question, que dans cette maladie la *lésion des glandes agminées et isolées* nous paraît coïncider avec l'apparition des symptômes.

4

Réponse à la deuxième question. Voyons maintenant si la gravité de ces symptômes peut être expliquée par celle des lésions.

Il est bien évident que plusieurs des symptômes locaux trouvent leur explication dans l'altération anatomique du tube digestif : ainsi les selles, les hémorrhagies intestinales, la douleur plus ou moins vive à la région iléo-cœcale, le météorisme, sont certainement des phénomènes dont l'état local rend parfaitement compte ; mais d'autres symptômes, fournis également par les voies digestives, ne sont qu'en partie expliqués par elles : ainsi nous trouvons la langue, au début de la maladie, tantôt rouge et sèche dans toute son étendue, tantôt rouge sur ses bords et à sa pointe, et blanche à son centre, tantôt jaunâtre et poisseuse. Ces différentes modifications correspondent à un état phlegmasique du tube digestif, et il n'y a pas lieu de s'en étonner. Mais voilà que bientôt la langue, complètement desséchée, passe du rouge au brun, du brun au noir, revêt successivement l'apparence d'un morceau de cuir, d'une feuille de parchemin, d'une crême brûlée, etc., se fendille et se crevasse dans différens points de son étendue. Ce sont sans doute de bien grandes altérations de cet organe (et il en est de même du reste de la bouche); et d'après son inspection, vous serez porté à penser que ces différens états si alarmans correspondent à un état de la lésion intestinale bien autrement avancé que celui qui le rendait seulement rouge, ou jaunâtre, ou poisseux. Il n'en est rien cependant ; que les follicules soient sous forme de *plaques gaufrées*, ou qu'ils soient devenus *ulcères*, la langue, dans une foule de cas, n'en sera pas moins noire, sèche et rugueuse.

C'est qu'ici l'élément général de la maladie, la profonde lésion du système nerveux qui s'est manifestée sous l'influence de celle des follicules, prédomine, commande aux signes locaux, et empreint la bouche de ces colorations si effrayantes. Certes, quand on a vu quelques-unes de ces affections inflammatoires, où les cris de souffrance que jette l'organe lésé sont étouffés par les désordres du système nerveux, on ne peut s'empêcher de reconnaître que les anciens avaient bien observé, en traçant une ligne de démarcation entre certaines pyrexies, qu'ils regardèrent à tort comme essentielles, et les phlegmasies dont l'élément local est bien apparent. Or, cette profonde lésion de l'innervation s'explique-t-elle ici par la gravité de la lésion locale? Celle-ci peut quelquefois donner raison de la gravité des derniers symptômes, lorsque des ravages nombreux se sont étendus dans l'intestin, mais jamais des premiers phénomènes adynamiques, qui à eux seuls tuent souvent le malade. Si maintenant nous cherchons à en trouver l'explication dans les altérations anatomiques des systèmes généraux, notre espoir est bien autrement déçu. Qu'y verrons-nous, en effet?

1° Dans les lésions du système sanguin, *rien* qui nous rende compte de cette *fièvre ardente*, de cette fréquence continuelle du pouls.

2° Dans les lésions du système nerveux, *rien* qui nous rende raison de ces phénomènes nerveux si graves, de ces nombreuses altérations du mouvement, de la sensibilité et de l'intelligence.

Si donc l'élément anatomique fondamental de l'entérite typhoïde ne peut nous expliquer, par sa gravité, pourquoi de si terribles sympathies se sont développées; si les systèmes nerveux et circulatoire ne laissent rien après la mort qui dise matériellement pourquoi ils étaient si vivement émus pendant la vie, nous devons répondre à la seconde question que la *gravité* des symptômes de l'entérite folliculeuse n'est en aucune façon en rapport avec la gravité de ses caractères anatomiques.

Et répondant ensuite à cette première demande, savoir si la maladie des glandes de *Peyer* et de *Brunner* est le point de départ des symptômes de l'*entérite typhoïde*, ou si elle n'est qu'un effet de cette affection, nous disons que :

La maladie que *Rœderer* et *Wagler* avaient appelée *fièvre muqueuse*; *Pinel*, *fièvre adynamique*; MM. *Petit* et *Serres*, *fièvre entéro-mésentérique*, etc., reconnaît pour lésion fondamentale, pour point de départ de ses phénomènes, la lésion des follicules agminés et isolés de l'intestin grêle; lésion qui est bien loin de rendre compte de la gravité des signes morbides généraux qui se succèdent durant le cours de cette phlegmasie.

D'où nous devons évidemment conclure que l'innervation, sympathiquement émue d'une manière profonde par cette altération locale, en vertu d'une secrète et intime liaison entre le système nerveux et ces follicules enflammés, donne naissance, par sa plus ou moins vive commotion, à ce cortége de graves symptômes qui marque le début de l'entérite typhoïde; et il est si vrai que c'est dans cet état de l'innervation que réside la source de ces terribles phénomènes, que s'il advient que chez un individu l'axe nerveux ne se trouve pas disposé à ressentir l'atteinte que lui porte ordinairement le développement morbide des glandes intestinales, ce développement aura lieu, et il pourra n'en résulter qu'une maladie fort légère. Ainsi un homme n'offrant que des symptômes très-peu graves du côté des voies digestives vient à mourir par une cause imprévue, et vous trouvez chez lui les follicules intestinaux sous forme de *plaques gaufrées*. Ces dernières n'avaient jusqu'à ce moment donné naissance à aucune violente sympathie; et d'ailleurs chacun sait que les phénomènes généraux de l'entérite typhoïde ne se présentent pas chez tous les individus avec un même air de gravité. Il est de ces entérites très-graves, il en est de très-bénignes; or, cette apparence de bénignité ou de gravité n'est-elle pas bien évidemment due à l'état de l'innervation? N'oublions pas qu'au moment où une maladie fond sur une personne, l'allure de cette maladie dépendra, quel que soit le point frappé, de l'état dans lequel elle aura trouvé l'innervation.

Il est un cas très-curieux concernant la nécropsie; c'est celui où l'on trouve dans l'intestin grêle les plaques agminées affaissées, avec de petits points noirs, des ulcérations commençant à se cicatriser; cependant le sujet est mort. Comment expliquer une pareille mort, si ce n'est en admettant que l'ébranlement reçu par l'axe nerveux, au moment où les follicules ont été frappés, a seul tué le malade? Les follicules ont vivement réagi sur cet axe nerveux, lorsque l'inflamma-

tion les a saisis; et lorsqu'ils ont commencé à marcher vers la guérison, ils ont été impuissans pour réagir de nouveau sur lui et le rame-
ner à son état normal.

Mais que va-t-il advenir de cet état de l'innervation par rapport à la
lésion locale? C'est que celle-ci, masquée, dominée par cet élément
général et sympathique, perd son allure franchement inflammatoire
pour revêtir une forme toute particulière, une forme nerveuse; en un
mot, une forme *spécifique;* et cette spécificité, vraiment incontestable,
se retrouve, soit que vous examiniez l'évolution de la maladie, nous
l'avons déjà fait, soit que vous preniez en considération sa durée et
l'action que les moyens thérapeutiques exercent sur elle.

DURÉE.

Sa durée moyenne est de vingt à trente jours. Quelquefois la
mort arrive vers le septième ou huitième jour, mais ce n'est pas là
le plus commun; cette fatale issue se manifeste plus souvent à la fin
du second ou du troisième septénaire. La convalescence ne commence
guère que vers les douzième, quatorzième et quinzième jours de la
maladie, dans les cas les plus heureux et les plus rares; et elle a lieu
plus souvent à la fin du troisième septénaire, puis du vingt-unième
jour au trentième. Quand le mal dépasse ce terme, la guérison est
extrêmement douteuse.

TRAITEMENT.

Disons maintenant quelques mots des agens thérapeutiques que
l'on peut opposer à l'entérite folliculeuse avec le plus de succès.
Or, ces agens se réduisent à six principaux, qui sont: les débilitans, les purgatifs, les toniques, les excitans, les désinfectans et les
révulsifs.

Débilitans. Si l'entérite typhoïde est une inflammation, pourquoi

ne cèdera-t-elle pas au traitement antiphlogistique, de la même manière qu'une pneumonie ou une simple gastrite? Le pourquoi, nous
ne le dirons pas; mais le fait est. Le traitement par les saignées est
impuissant pour enrayer la marche de l'affection qui nous occupe;
mais de ce qu'il ne peut *juguler* la phlegmasie des follicules, comme
il le fait de celle du poumon, s'ensuit-il qu'il faille l'abandonner?
Non, sans doute; la saignée, moins puissante dans ce cas que dans
d'autres, n'en est pas moins un moyen qui exerce la plus heureuse
influence sur la marche ultérieure de la maladie; et en outre, appelé
dès le début du mal, il faut la pratiquer hardiment et largement;
il ne faut pas trop se laisser arrêter par cette arrière-pensée que la
prostration succèdera nécessairement aux émissions sanguines : je dis
pas trop, parce qu'il est très-vrai que la prostration leur succède
quelquefois; et il se passe peut-être alors ce qui a lieu chez un individu qui vient de perdre une grande quantité de sang : chez lui
est survenue une véritable ataxo-adynamie; pour peu qu'il perde
encore du sang, cet état si grave ne fera qu'empirer. Il faudra donc
surveiller avec la plus grande attention l'état du système nerveux, au
fur et à mesure que l'on emploiera les saignées, tant générales que
locales, dans le traitement de l'entérite folliculeuse, et savoir s'arrêter à propos.

D'après ce que j'ai observé dans le service de M. *Bouillaud*, ce mode
de traitement m'a paru non pas enrayer la marche de la maladie,
mais en rendre la durée plus courte, et surtout prévenir l'apparition
de graves accidens, tels que l'ataxie, les selles involontaires, le météorisme considérable, etc., beaucoup plus communs sous l'influence
moyens thérapeutiques.

Il est une autre espèce de moyens débilitans que l'on a opposés à
l'entérite typhoïde : je veux parler des purgatifs. MM. *Delaroque* et
Piedagnel surtout les ont préconisés en France dans ces derniers
temps: M. *Piedagnel* a employé tantôt l'eau de Sedlitz gazeuse, tantôt
une solution d'une once ou deux de sel d'Epsom, l'huile de ricin;
l'huile d'épurge, de six à dix gouttes, un grain ou deux de tartre sti-

bié, la décoction de séné, le calomel, enfin l'huile de croton tiglium. Ici, comme toujours, l'action des purgatifs se divise en deux actions bien distinctes : l'une s'exerçant généralement, l'autre locale. La première consiste dans l'évacuation de selles nombreuses, qui, débilitant le malade, remplissent la même indication que des saignées ; mais reste l'action locale, toujours plus ou moins irritante, qui s'exerce sur des organes enflammés. D'ailleurs, comme en médecine l'expérience est tout, c'est elle qu'il faut consulter ; et je ne crois pas que, jusqu'à présent, sa voix parle plus en faveur des purgatifs qu'en faveur des émissions sanguines. Je dois dire ici que l'année passée M. le professeur *Rostan* a employé à l'hospice de la Faculté, dans le traitement de l'entérite folliculeuse, l'eau de Sedlitz, et ce moyen lui a presque toujours réussi ; mais je me hâte de faire remarquer que cet habile médecin n'a employé que l'eau de Sedlitz, dont il faisait précéder l'usage d'une saignée générale, au moins, et quelquefois de saignées locales. Il me semble qu'il y a vraiment danger à employer des substances plus fortement purgatives que le sulfate de magnésie.

Viennent maintenant les *toniques*, tant vantés par les uns, tant insultés par les autres ; pour moi, je les regarde comme nuisibles au début de la maladie, et je crois être d'accord sur ce point avec l'expérience ; si d'un côté on est tenté de combattre l'adynamie qui apparaît dès les premiers jours, que l'on songe bien, d'autre part, que cette adynamie est essentiellement dépendante d'une phlegmasie intense que les toniques ne feront qu'accroître ; mais quand on arrive à une période avancée de l'entérite, où l'on peut penser que les plaques et les pustules sont *ulcérées*, des symptômes *putrides* existant probablement alors, et la prostration excessive, l'on doit avoir recours aux toniques, et au quinquina entre autres ; car l'action de ce dernier sur des ulcères cutanés de nature *spécifique*, et tendant à la désorganisation, est tellement efficace que l'on ne saurait hésiter à le donner à l'intérieur, en lavemens et en boissons, pour que ce précieux antiseptique aille modifier la surface des ulcères de l'iléum en même temps que relever les forces abattues. Quant aux *excitans*, ils ne peuvent être que nuisibles dans le cours de la maladie, et l'on ne doit songer à eux que lorsque, appelé auprès d'un malade qui va mourir, on veut essayer de ranimer et de faire vivre quelques instans encore un feu prêt à s'éteindre.

Nous dirons des *désinfectans*, c'est-à-dire des chlorures, une partie de ce que nous avons dit des *toniques;* employés au début, ils ne sont pas comme ceux-ci dangereux, mais je les crois alors inutiles ; ce n'est qu'à une époque où l'on peut présumer une altération consécu-tive du sang qu'on doit avoir recours à eux, c'est-à-dire à une époque où l'on a lieu de penser les follicules ulcérés. Les chlorures ont, en outre, alors une propriété cicatrisante bien prononcée, et leur usage remplit ainsi deux indications. C'est, du reste, M. *Bouil-laud* qui les a le premier mis en vogue.

Restent les *révulsifs :* ceux-ci consistent dans les vésicatoires et les sinapismes. Ces moyens sont utiles, soit dans une période avancée de l'entérite pour ranimer les forces, soit pour révulser dans la forme *ataxique.*

Voilà quels sont les modes de traitement les plus usités dans la maladie typhoïde. Quelques autres essais, reposant sur des idées purement théoriques, ont été tentés sans grande réussite. Ainsi, M. *Clanny,* rapportant l'entérite folliculeuse à une altération du sang consistant dans la diminution ou plutôt dans la disparition de la quantité d'acide carbonique que ce liquide contient dans l'état de santé, a conseillé l'eau de Seltz, les potions effervescentes, et l'acide carbonique en lavemens. Disons enfin que *Rasori* a recommandé contre la maladie dont nous parlons *l'antimoine à haute dose,* de même que les médecins anglais le *calomel.*

J'oubliais la méthode expectante ; je la crois cependant meilleure que l'antimoine de *Rasori* et le calomel des Anglais.

Je ne puis m'empêcher, en finissant ceci, de faire une réflexion ; s'il est vrai que ce qui rend la thérapeutique si difficile soit non pas la connaissance des remèdes, mais bien la connaissance du moment où il faut les employer, c'est surtout vrai pour l'entérite folliculeuse ;

et à ce sujet je ne saurais mieux faire que de citer ces quelques mots
du professeur célèbre auquel je me suis permis de dédier cette thèse,
et dont je m'estime heureux d'avoir écouté les admirables leçons :
« Ce n'est pas la connaissance des moyens thérapeutiques qui fait le
médecin, c'est la connaissance de l'opportunité, c'est la connaissance
de l'indication. »

CAUSES.

Quelles sont les causes de l'entérite typhoïde?

Les causes qui ont été données comme produisant le plus souvent
cette maladie sont ou des causes excitantes, ou des causes débili-
tantes, ou des causes d'infection, ou des causes enfin dont l'action est
inconnue.

Ainsi l'on a dit que l'impression du froid sur la peau en sueur don-
nait naissance à l'entérite typhoïde.

On a dit que l'abus des alcooliques, des alimens épicés, des excès
de table pouvait la produire.

Les excès vénériens, une mauvaise et chétive nourriture, la misère,
en un mot, tout ce qui débilite et épuise le système nerveux, ont été
rangés parmi ces causes.

On a encore regardé comme la produisant souvent un air malsain
et chargé de miasmes.

Une dernière cause qui, au dire de plusieurs médecins, est très-
puissante pour favoriser son développement, c'est le défaut d'accli-
matement, l'arrivée récente dans une grande ville, à Paris, entre
autres.

Ce qu'il y a de sûr, c'est qu'on voit cette maladie se développer
souvent sans qu'aucune de ces causes ait exercé son influence.

Cependant il est bien certain que chacune d'elles peut entrer pour
quelque chose dans sa production ; celle qui y a sans doute le
moins de part est l'action du froid, cette cause si puissante de tant
de phlegmasies.

Pour moi, je crois que lorsque l'économie est débilitée, lorsque l'innervation est sans force, si un *stimmlus* est porté pendant quelque temps sur la muqueuse intestinale, l'entérite folliculeuse aura tendance à apparaître, et cette tendance sera, je crois, augmentée par l'habitation au milieu d'un air malsain et infect. J'ai combattu plus haut l'opinion qui fait consister cette entérite en un *typhus;* mais cet état du système nerveux que doit produire l'inspiration de matières délétères me paraît devoir entrer pour beaucoup dans son développement.

Quant à la cause du non-acclimatement, elle est réelle dans bien des cas ; mais il doit aussi souvent advenir que ceux qui, nouveaux débarqués dans une grande ville comme Paris, sont victimes de l'entérite typhoïde, se trouvent dans quelques-unes des conditions que je viens d'émettre.

Enfin, toutes les causes que je viens de citer sont puissantes pour faire naître la phlegmasie des follicules; mais il faut ici, comme toujours, le *sine quâ non* de toute maladie, je veux dire la prédisposition.

L'entérite folliculeuse est très-rare chez les enfans, et n'affecte jamais au-delà de soixante ans; son maximum de fréquence est de quinze à trente ans. Les hommes y paraissent plus sujets que les femmes.

On assure que cette maladie n'atteint qu'une fois. M. *Bretonneau* la croit contagieuse; pour moi je ne partage en aucune façon cette manière de voir.

PROPOSITIONS.

I.

Le *lumbago*, dont les auteurs parlent ordinairement d'une manière assez légère, nécessite quelquefois un traitement prompt et vigoureux.

Je l'ai vu, se déclarant sous forme épidémique, déterminer une réaction générale intense, une céphalalgie des plus vives, en même
temps que d'atroces douleurs dans les lombes. La saignée du bras pouvait seule faire disparaître ces symptômes.

II.

Il est peu de phlegmasies où l'opium soit aussi efficace que dans
celles du gros intestin.

III.

Que penser des différens moyens préconisés contre le choléra ? Pour
moi, j'ai vu celui-ci guérir parfaitement sous l'influence du traitement
par les saignées locales et les potions et lavemens laudanisés ; mais si
j'avais à choisir parmi les nombreux remèdes empiriques que l'on a
employés contre cette maladie, je choisirais les vomitifs et les pur-
gatf.

IV.

Lorsque des symptômes de syphilis, tels que chancres ou bubons,
se sont manifestés, convient-il d'attendre que des signes d'infection
générale apparaissent pour employer le mercure ? Je ne le pense pas.

V.

De toutes les préparations mercurielles à opposer à la syphilis,
celle choisie par M. *Biett*, le proto-iodure de mercure, me paraît bien
préférable aux autres.

VI.

Lorsque apparaît une orchite blennorrhagique, faut-il rappeler
l'écoulement par des injections un peu irritantes ou par l'introduction
de bougies ? Je crois que ces manœuvres augmentent quelquefois le
mal qu'on veut détruire.

FIN.